A Medicina de *Os Lusíadas*

Pedro Nava

A Medicina de *Os Lusíadas*
e Outros Textos

Copyright © 2004 by Paulo Penido

Direitos reservados e protegidos pela Lei 9.610 de
19.02.98. É proibida a reprodução total ou parcial
sem autorização, por escrito, da editora.

Dados Internacionais de Catalogação na Publicação (CIP)
(Câmara Brasileira do Livro, SP, Brasil)

Nava, Pedro, 1903-1984.
A medicina de Os Lusíadas e outros textos /
Pedro Nava. – Cotia, SP: Ateliê Editorial, 2004.

ISBN 85-7480-203-4

1. Camões, Luís de 1524?-1580. Os Lusíadas –
Crítica e interpretação 2. Medicina – História
3. Medicina na literatura I. Título.

04-0125   CDD-869.109

Índices para catálogo sistemático:
1. Medicina de Os Lusíadas: Poesia: Literatura
portuguesa: História e crítica   869.109

Direitos reservados à

ATELIÊ EDITORIAL
R. Manoel Pereira Leite, 15
06709-280 – Cotia – SP
Telefax (11) 4612-9666
www.atelie.com.br

OFICINA DO LIVRO
R. Gaspar Lourenço, 587
04107-001 – São Paulo – SP
Telefax (11) 5571-5830

Printed in Brazil 2004
Foi feito depósito legal

SUMÁRIO

7 Nota dos Editores

9 Apresentação

11 A Medicina de *Os Lusíadas*

55 Medicina e Humanismo

73 Aloysio de Castro, o Gentil-homem
da Medicina Brasileira

NOTA DOS EDITORES

A par da reedição dos volumes de memória de Pedro Nava, vimos preparando também a publicação de seus escritos sobre Medicina. Entre eles incluem-se não só "A Medicina de *Os Lusíadas*" como também os dois outros artigos que, por seu caráter mais literário, pareceu-nos bem agrupar em separado neste volume.

Conferência realizada no dia 10 de junho de 1961, comemorando o dia de Portugal, "A Medicina de *Os Lusíadas*" foi originalmente publicado no número 8, volume 75, da revista *Brasil Médico Cirúrgico*.

"Medicina e Humanismo" foi discurso de recepção do prof. Aloysio de Castro no Instituto Brasileiro de História da Medicina: publicou-se como separata da revista *Brasil Médico Cirúrgico*, números 2-4, 1946.

"Aloysio de Castro, o Gentil-homem da Medicina Brasileira", apareceu também em separata da mesma revista, número 73, 1959.

APRESENTAÇÃO

Em duas ocasiões Pedro Nava surpreendeu-me notavelmente.

Corria o ano de 1961. Eu estava no sexto ano de Medicina e Nava convidou-me para assistir conferência que ele daria no Real Gabinete Português de Leitura. Não tendo como esquivar-me, lá fui escutar "A Medicina de *Os Lusíadas*". Qual não foi minha surpresa ao me ver ligado no texto, aplaudidíssimo ao final pela platéia. A repercussão não parou aí: chegou a Portugal e valeu ao autor uma condecoração do governo lusitano.

A segunda ocasião de surpresa deu-se anos mais tarde e embora fuja ao espírito desta edição, merece registro. Estávamos em Paris e Pedro carregou-me certa manhã a uma conferência que ele daria em hospital da cidade. O final foi igualmente apoteótico, sendo o orador ovacionado pela assistência de pé, aos gritos de *debut, debut*. Emocionante.

Voltemos ao texto sobre *Os Lusíadas* de que eu guardava viva memória. Sua publicação se dera na revista *Brasil Médico Cirúrgico*, e eu não possuía cópia. Hesitei entre buscá-la na Biblioteca Nacional ou na Policlínica Geral, cujo fantasma nostálgico do Anfiteatro me perseguia. Lembrei-me então de típica frase naviana: "A Biblioteca Nacional tem funcionários treinados para afastar as pessoas dos livros!"

Assim, optei por apelar ao amigo e professor Hilton Seda, imbatível em organização. Um telefonema, hora marcada e mergulhei de cabeça na nostalgia. Surpresa! Era quarta-feira e lá estava ele num pequeno anfiteatro que refizera. Beleza pura: é a vida que segue. Emprestou-me a revista procurada e... agora me sinto gratificado em sentir que um dos melhores textos literários de Pedro Nava sai do ostracismo e haverá de deleitar novamente outras platéias numerosas.

Paulo Penido

A Medicina de *Os Lusíadas**

* Conferência pronunciada no Real Gabinete Português de Leitura, a 10 de junho de 1961, nas comemorações do Dia de Portugal.

A maior dificuldade que se pode ter para comentar o poema de Camões é a de saber como sintetizar o universo que ele suscita. Todas as concepções humanas e suas paixões, todas as imagens do mundo, com suas terras e seus mares se concentram nos dez cantos de *Os Lusíadas* onde o matemático, o físico, o químico, o biologista, o médico, o filósofo, o sociólogo, o moralista e o artista podem se encontrar cada um como em terreno seu. Síntese do saber humano de um poeta que foi a síntese das qualidades e da experiência de uma raça, a obra espanta e desanima a quem quer que pretenda aproximá-la sem outro sentimento que não seja o da entrega absoluta da sensibilidade à esmagadora grandeza de sua sugestão poética. Sentir seus versos todos sentem, porque eles são substanciais e penetrantes como a água e os alimentos.

Compreendê-los, todos os compreendem, porque eles trazem a cada um a identidade de sua inerência humana. A dificuldade começa quando se trata de sua crítica porque esta é uma nova criação e é impossível repetir a perfeição.

Pensando nestes motivos é que hesitei e tentei fugir quando fui convidado a falar de Camões no dia de nossa raça. Estranhei que se cometesse tal empresa a mim "que falo, humilde, baixo e rudo". Na verdade, o que poderia vos dizer? Sua poesia tem sido tratada pelas mais altas expressões da inteligência em Portugal e no Brasil. Os astrônomos já se apossaram do Canto X, estâncias 88, 89 e 90 onde em 24 versos rola toda a mecânica celeste, do sistema solar à Carreta e de Cinosaura até à "Lebre, os Cães, a Nau e a doce Lira". Os físicos, do oitavo canto e das reflexões da luz; os químicos do segundo, com o enxofre e a pólvora; os geógrafos de todas as terras, rios, mares, cabos, golfos que se recortam, correm e batem no Canto X; os naturalistas tomaram do segundo, com seus bancos de coral, do sétimo com o bicho-da-seda, do quinto, com a "roxa sanguessuga" e do quarto, com suas "aves agrestes, feras, e alimárias". O mesmo

A Medicina de *Os Lusíadas* 15

já fizeram os que cuidam da política e da indústria, da caça e da náutica, da mitologia e da polêmica, da pesca e da moral, da teoria geral do Estado e da estratégia naval, da história e das religiões, da administração dos povos, da arte de bem montar, dos ofícios dos homens, das distâncias dos mundos, das cosmogonias – que de tudo tratou Luís Vaz e que tudo cantou, do amor ao ódio e do bem ao mal, na língua sonorosa que vai do brando treno da "linda Inês" à brutalidade de certo verbo usado nas estâncias 23 e 53 do nono canto, a cuja crueza bíblica ele pôde dar altura épica e grandiosidade clássica.

Na verdade, se tudo já foi dito sobre Camões, que poderia eu, médico e "pobre homem de Juiz de Fora", vir aqui acrescentar? Só o que me ditasse a experiência daquela primeira qualidade e é por isto que tentarei vos entreter com a Medicina de *Os Lusíadas*.

Múltiplas são as fontes de que se serve o historiador de nossa Arte para tratar das suas vicissitudes dentro da evolução do pensamento humano. História geral, cronologia, sociologia, filologia, lingüística, arqueologia e o estudo dos clássicos da anatomia, da fisiologia e da patologia são fontes de investigação a cujo lado devemos colocar como manancial inesgotável de informações as criações da pintura, da escultura, da arquitetura e da literatura universais. Alguns exemplos servirão para ilustrar o nosso pensamento.

Foi o conhecimento de línguas mortas que permitiu a Littré a divulgação das obras do Pai da Medicina: que permitiu a Fouquier e Ratier difundirem entre os contemporâneos que não podiam lê-las, nas versões latinas, a obra de Celso, posta em língua francesa em 1823; que permitiu que tivéssemos ao nosso alcance os escritos de Paulo de Egina, o *Tetrabiblos* de Aécio, e os ensinamentos de Oribásio, Rhazes, Avicena, Abenzoar e Galeno; e que, perdido o hábito de escrever e ler a Medicina em latim, permitiu não fosse perdida a lembrança do que pontificaram Leuwenhoecke e Avenbrugger, graças aos seus transpositores franceses como Mesmin, Rozière de la Chassagne e o grande Corvisart.

Pela etnografia e pela estudo dos costumes, das religiões, das crenças e da cultura dos grupos primitivos, nossos contemporâneos, podemos chegar a conclusões decorrentes de pontos de vista comparativos e analógicos dos mais importantes, sobre a medicina de povos extintos ou adaptados. A documentação mais recente sobre a medicina asteca de antes de sua aculturação permite completar suposições sobre a medicina dos antigos povos mesopotâmicos, cuja civilização material e cuja posição cultural se aproximam de muito das daquelas raças americanas. E vice-versa.

A história geral vai mostrar-nos fenômenos políticos e militares agindo poderosamente sobre a evolução do pensamento médico, como no caso da unificação das tribos árabes diante da pregação de Maomé, da criação do seu império e da expansão do seu domínio pela Ásia, África e Europa – que foram, ao lado da decadência e da fragmentação do Império Romano, as origens da predominância do tradicionalismo da medicina islâmica sobre o caráter essencialmente progressista, dialético e evolutivo da que pertencia ao ciclo greco-latino.

As navegações, as descobertas, a vida dos índios conhecida na Europa através da obra dos cronistas e dos viajantes vão influir poderosamente no pensamento de Rousseau, que inspira por sua vez novos moldes na educação dos meninos e vai agir, indiretamente, no próprio terreno da puericultura. As informações da geografia médica, comparadas às da história geral, vão nos mostrar a rota das doenças, o caminho das contaminações e a expansão das pestilências – seguindo estradas abertas pelo homem nas suas transações de negócio pacífico, nos seus movimentos de guerra e no sentido das grandes migrações.

A literatura, por sua vez, na prosa dos ficcionistas, na inspiração dos poetas, na invenção da vida transposta ao teatro, é um mundo inexaurível de documentos que podem servir ao historiador médico. A descrição das cenas rituais dos Templos de Esculápio é encontrada, detalhadamente, no teatro de Aristófanes. As *Mil e uma Noites* são tão informativas dos costumes que interessam à medicina e da mesma medicina árabe, como os documentos propriamente médicos que são também fontes de consulta para esse assunto. No teatro shakespeariano está a primeira individua-lização de vários tipos psiquiátricos que seriam analisados – na sua desconfiança, na sua melancolia, no seu desespero, no seu delírio, no seu furor e na sua delinqüência – pelos médicos e pelos psicólogos, depois de terem sido adivinhadas pelo gênio do grande trágico elizabetano. O "doutor Pedro Recio de Tirteafuera" de Cervantes; o "doutor Sangrado" de Le Sage; as personagens do teatro de Molière nos contam mais do exercício clínico, do charlatanismo da época e do local em que estes autores colocaram a sua ficção, que os próprios livros de medicina que lhes foram contemporâneos.

O conhecimento da filosofia é indispensável para o estudo da história e da evolução das idéias médicas, indissoluvelmente ligadas, nas suas revoluções, às grandes revoluções do pensamento humano. Toda a medicina atual está construída sobre a base anatomoclínica, da Escola de Paris e do positivismo de Augusto Comte, que foram as duas fontes do pragmatismo da moderna Escola Médica Norte-americana. E se do presente trans-portarmo-nos às origens da Arte, veremos que o próprio Pai da Medicina foi antes de tudo filósofo. Verdadeiro criador do método indutivo da lógica, é nesta qualidade e encerrado nesta categoria que o gênio reflexivo, amplo e abrangedor de Hipócrates vai marcar terminantemente a agonia da medicina místico-teúrgica, substituindo a especulação imaginativa, fácil e desordenada pelo adestramento na observação, pela disciplina na experiência e pela serenidade no julgamento.

As artes plásticas são outra fonte informativa para o estudo da história da medicina. Telas, murais, afrescos, painéis, vasos iluminados, cinzeladuras, baixos-relevos, frisos e estátuas, contam-se às centenas, saídos das mãos de grandes mestres escultores e pintores, tendo por objeto cenas que interessam à patologia, ao exercício profissional, à cirurgia, ao ensino da Arte, à farmácia e à higiene.

O espasmo glossofacial, antes de individualizado clinicamente, foi representado por um escultor numa carranca da Igreja de Notre-Dame de Dijon. Cicatrizes das orelhas e dos lábios são mostradas no retrato de van Wassenaer e na tela de Fonquet – *L'homme au verre de vin*. Há um velho, do Ghirlandaio, com um formalíssimo acne hipertrófico nasal. O retrato do esmoler van-der-Poele é um tipo perfeito de escleroso hipertenso a que não falta, sequer, o sinal patognomônico das flexuosidades da artéria temporal superficial. *Os Cegos* de Breughel

são um estudo admirável da postura nos amau-
róticos. A lepra tem uma vasta iconografia – qua-
dros de Cornelisz, de Burgkmair, de Holbein, de
Dürer, afrescos de Massaccio, pinturas da Escola
Toscana.

Detalhes de entrevista médica comportando a
interpretação da natureza do exame praticado, mos-
trando a técnica de exploração, o ambiente de uma
sala de consultas, o interior de hospitais, a distri-
buição dos leitos nas enfermarias, sua iluminação e
aeração, a posição dos doentes nas camas, as ves-
tes dos médicos – tudo tem sido representado com
o pincel, o escopo e o cinzel. Lembremos a figura
de Guido Vigivano mostrando a atitude do médi-
co sentado, palpando o ventre de um doente em
pé, na sua frente; os frisos de Della Robbia, no
Hospital de Pistoia; a tela de van Micris repre-
sentando *A Consulta*; as gravuras e miniaturas
renascentistas que mostram as salas de enfermos,
no *Hotel-Dieu*, de Paris.

Os baixos-relevos egípcios da necrópole de
Sakkara; a tela de Bartholomeu Ramenghi, do Museu
do Louvre; vasos gregos do Museu de Berlim; mo-
saicos pompeanos; iluminuras de manuscritos sa-

22 PEDRO NAVA

lernitanos do século XI; estampas do Seiscentos; telas de Téniers; figuras do Quinhentos – são todas um material abundante onde se podem estudar, nas várias épocas de sua feitura, a técnica de certas operações, as maneiras de sangrar e aplicar ventosas, a posição do operador, dos auxiliares e dos doentes – no curativo, na colocação de ligaduras e espicas, durante atos cirúrgicos como a circuncisão e as manobras corretivas impostas pelos ferimentos penetrantes do ventre, com vasta exteriorização de vísceras.

O ambiente de ensino, os professores na cátedra, a distribuição dos ouvintes aparecem nas ilustrações de manuscritos medievais da Biblioteca Nacional de Paris, nas do *Hortos Sanitatis*, nos baixos-relevos de Andrea Ricci que ornam o monumento funerário de Marcantonio Della Torre e nas "anatomias" de Rafael, de Leonardo da Vinci, de Michelangelo e de Rembrandt.

Vejamos então o que *Os Lusíadas* podem representar, também, como fonte para o estudo da história da medicina.

O maior historiador da medicina portuguesa, Maximiano de Lemos, divide-a cronologicamente em quatro períodos: o primeiro vai do ano de 1130 ao de 1290 e compreende o espaço de tempo mediado entre a criação dos Estudos de Santa Cruz de Coimbra e o estabelecimento da Universidade; o segundo, de 1290 a 1504, ou seja, até a criação do Hospital de Todos os Santos; o terceiro, de 1504 a 1772, época da reforma pombalina da Universidade; o quarto chega até à criação das Escolas Médico-Cirúrgicas do Porto e de Lisboa, terminando, assim, em 1825. Vamos encontrar a marca dos dois primeiros períodos e traços do terceiro em *Os Lusíadas,* cuja composição parece ter principiado depois da chegada de Luís Vaz a Goa, em setembro de 1553.

Na estância 97 do terceiro canto celebra-se a criação dos estudos conimbricences:

Fez primeiro em Coimbra exercitar-se
O valeroso officio de Minerva;
E de Helicona as musas fez passar-se
A pisar do Mondego a fértil erva.

Ainda não se fala propriamente em nossa Arte mas, de que nela Camões tinha interesse, não pode ficar dúvida quando, para referir-se a Apolo, não esquece de chamá-lo "o claro inventor da Medicina" (III, I) e principalmente quando refletimos em outros versos onde dir-se-ia haver influência direta do pensamento hipocrático. Realmente, há duas idéias que dominam o plano prognóstico e o plano terapêutico do Pai da Medicina. A primeira é a da transitoriedade das situações, da instabilidade fisiológica, e está contida no Aforisma III da 1ª Seção, onde se diz que um estado de saúde levado ao extremo é perigoso porque é impossível que ele se mantenha assim imutável. Jules Romains, na sua peça *Knock, ou le Triomphe da la Médicine*, acredita fazer humor quando põe na boca de sua personagem que todo indivíduo são é um doente que se ignora e que uma boa saúde não augura nada de bom. Na realidade ele está enunciando a mesma e profunda verdade médica que Camões sintetiza nos três versos (IV, 51) que repetem a sentença do Velho de Cós:

Que assim vai alternando o tempo iroso
O bem co'o mal, o gosto co'a tristeza.
Quem viu sempre um estado deleitoso?

Já a segunda idéia, a que domina no plano terapêutico, está no Aforisma I da 1ª Seção que adverte sobre a precariedade do tempo e a inconstância da oportunidade: "A arte é longa, a vida é breve, a ocasião fugitiva..." – o que se traduz admiravelmente em *Os Lusíadas* (I, 76):

> Porque sempre por via irá direita
> Quem do oportuno tempo se aproveita.

A eficácia da medicina não depende exclusivamente do médico e do seu apuro técnico mas da receptividade que ele vai encontrar por parte da coletividade. Se esta se dá a crendices, bruxarias e à terapêutica sobrenatural, representa carga negativa. Não lhe aproveitam as vantagens de uma medicina oficial evoluída. Dizem os ingleses que "[...] no chain is stronger than its weakest link". Se, numa sociedade, temos num pólo um Ricardo Jorge ou um Carlos Chagas, mas no outro o feiticeiro ou o macumbeiro, este elo mais fraco enfraquece a corrente e temos de medir o seu nível higiênico pelo que o povo prefere receber. Isto vale como ensino para o presente e serve como interpretação dos níveis sanitários do passado. Compete pois, para avaliar a eficácia de uma medicina, conhecer as crendices da população para a qual ela se propõe. Na medicina monástica portuguesa, de que a grande expressão é Pedro Hispano, no século XIII, florescem as mais espantosas crendices. Nos escritos de Vasco de Taranta, outro grande médico luso do século XIV, "formigam as superstições", no dizer de Leite de Vasconcellos. E vamos verificar em *Os Lusíadas* o testemunho desse lastro cultural anulador quando Camões entremostra a fé do seu povo no papel profético dos sonhos (II, 56 – II, 61 – IV, 75 – IV, 76), na transmutação mágica da forma humana em catadura de bicho (VI, 24), no toque adormecedor do caduceu (II, 57), nos augúrios tirados da palpitação das entranhas (VIII, 46) e no vaticínio da boca dos inocentes (IV, 3) como se acreditou quando do advento do Mestre de Aviz:

> Ser isto ordenação dos céus divina,
> Por sinais muito claros se mostrou,
> Quando em Évora a voz de uma menina,
> Ante tempo falando, o nomeou:
> E como cousa emfim que o céo destina,

No berço o corpo e a voz alevantou:
– Portugal! Portugal! alçando a mão,
Disse, pelo rei novo, D. João.

Ainda no maravilhoso, devemos nos deter nos monstros de Camões para verificar como, da pura imaginação poética, ele caminha, sem sentir, para o terreno da observação clínica. Há um certo espírito matemático de soma e diminuição nas criações monstruosas com que se entretem a imaginação humana. Rosto de mulher em corpo de abutre, como as harpias: adição. Grifos com cabeça de águia e garras leoninas: ainda adição. Licornes, esfinges, dragões. Deus Horus e Deus Anubis. Cabeças a mais na Hidra de Lerna e no Cérbero Infernal. Perna e cara de menos, no nosso saci e nossa mula-sem-cabeça. Tudo imaginação primitiva, triunfo do terror, da fealdade, da hediondez de que só podemos excetuar, pela graça, a combinação harmoniosa dos centauros. Psicologicamente mais complexa é a criação dos monstros – agora, não por soma ou subtração – mas por desproporção. Neste caso, a imaginação, em vez de falsificar, copia e exagera a natureza. A caricatura nos dá até hoje um exemplo destas criações. O imaginário dos anões e dos gigantes, outros. A concepção, aqui, reproduz inconscientemente o que já viu e que terá inevitavelmente tirado do campo da patologia. Num grande artista plástico brasileiro, Cândido Portinari, todas as deformações do corpo humano obedecem a uma coerência fisiopatológica incontestável e nenhuma de suas figuras, quando alteradas, foge de um tipo clínico: ele não diagnosticou mas, com sua prodigiosa aptidão visual, foi capaz de reter e estilizar. Ora, se Camões se detém em monstros puramente imaginários como as irmãs das Ilhas Dórcadas (V, II) e os deuses cornígeros, bifaces, polimélicos e cinocéfalos da Índia (VII, 48) apresenta-nos, por outro lado, figuras nas quais deixou que sua observação dos homens introduzisse os traços essenciais dos tipos patológicos. São três gigantes: o Indus, o Ganges e o Adamastor.

Está claro que não há uma descrição minuciosa, sintoma por sintoma, destes tipos de gigantismo. Mesmo assim, o que diz Camões do Ganges e do Indus, de sua "cor da pele baça e denegrida" e de sua "presença cansada" (IV, 71 e 72) – permitem superpor sua descrição à que Harvier faz dos gigantes de tipo aparentemente normal, onde, ao lado do dispituitarismo, os sintomas supra-renais criam as alterações pigmentares e a profunda astenia que os consome: "[...] les géants sont, en réalité, des étres affaiblis". No caso do Adamastor (V, 39 e 40), não temos mais dispituitarismo mas, sim, hiperpituitarismo e estamos diante de um gigante acromegálico. Não faltam os sintomas a permitirem o diagnóstico: a figura "robusta e válida", a "disforme e grandíssima estatura", "os olhos encovados", "a postura medonha e má", o tom de voz "horrendo e grosso" e "a boca negra, os dentes amarelos".

Se até aqui estamos conjecturando e admitindo a possibilidade de Camões ter observado tipos de gigantismo, tê-los conservado de memória e dado seus traços ao Ganges, ao Indus e ao Adamastor, suas citações posteriores do paludismo (X, 46), do envenenamento ofídico e do escorbuto (V, 81 e 82) nos trazem ao terreno da certeza e nos levam a observações indubitáveis, permitindo concluir sobre a situação sanitária dos navegadores. Sobretudo com sua descrição do escorbuto, Luís Vaz atinge as raias do maravilhoso na precisão clínica.

Supõe-se que Hipócrates falava de escorbuto quando descreveu o *Convolvulos sanguineus*. Admite-se, com Plínio, a presença da moléstia e sua responsabilidade nas numerosas baixas do exército de César Germânico, acampado e morrendo à mingua, às margens do Reno. O testemunho de Joinville dá impressão de causa idêntica dizimando as tropas de Luís IX, no Egito, em 1260. Fabricius aponta doença aproximável do escorbuto, em Misnis, pelo ano de 1486. Mas é a viagem do Gama que dá sua primeira notícia como acontecimento náutico e é esta carência que vai matar mais da metade dos seus navegadores. A informação está em Copland e é hoje um dado clássico:

> During the voyage of Vasco de Gama [...] more than one hundred of his men out of one hundred and sixty died of this malady. The History of Portuguese discoveries [...] contains the relation of this voyage, which furnished the first account of this disease as it occurred at sea.

E não há tratado antigo ou moderno que tenha dado descrição da oropatia que a complica, com a precisão e a dramaticidade camonianas:

A Medicina de *Os Lusíadas* 31

E foi, que de doença crua e feia,
A mais que eu nunca vi, desampararam
Muitos a vida; e em terra estranha e alheia
Os ossos para sempre sepultaram
Quem haverá que, sem o ver, o creia?
Que tão disformemente ali lhe incharam
As gengivas na boca, que crescia
A carne e juntamente apodrecia?
Apodrecia co'um fétido e bruto
Cheiro, que o ar vizinho inficionava:
Não tínhamos ali médico astuto,
Cirurgião sutil menos se achava:
Mas qualquer, neste ofício pouco instruto,
Pela carne já podre assim cortava
Como se fora morta; e bem convinha,
Pois que morto ficava quem a tinha.

Note-se aí, ao lado da descrição clínica, o fato de não haver médico nas frotas que iam à Índia. Talvez a mortalidade sofrida pela tripulação do Gama tenha sido a causa do progresso já observado, da presença de um profissional nas naus de outras esquadras. Na de Cabral figurava, conforme Alfredo Nascimento, o físico de El-Rey, Mestre Johanes Emenelaus – que pisou a terra brasileira a 27 de abril de 1500.

32 PEDRO NAVA

O escorbuto, doença de carência, dá a impressão do que deviam ser as dificuldades de alimento a bordo das armadas portuguesas ao tempo das descobertas. Suas viagens duravam meses. O Gama saiu de Lisboa em 8 de julho de 1497 para chegar a Calecut dez meses e onze dias depois, a 19 de maio de 1498. Era fatal esgotarem-se as uchas antes do termo das rotas pois contavam os navegadores, além do peixe incerto, apenas com poucos animais de embarque, logo acabados; com os cereais que gorgulhavam; e, depois, só com a "conserva doce" de que nos fala o próprio Camões (I, 61). Quando estava "corruto já, e danado o mantimento,/danoso e mau ao fraco corpo humano" (V, 71), ou mesmo quando ficava-se a nada, era preciso aportar para abastecer e confortar os que vinham "de fomes, de tormentas quebrantados,/ por climas, e por mares não sabidos" (V, 70).

Essa incerteza de angra e provimento deve ser uma das razões da preocupação alimentar que existe em *Os Lusíadas*. Só não se diz de comida nos cantos III e X. Nos mais, a idéia de porto vem sempre aliada à de bródio opíparo e cada vez que Camões fala em tomar terra é para prelibar o que

A Medicina de *Os Lusíadas*   *33*

esperava os navegantes de gado "gordo e bem criado" (V, 62), de "vagarosos bois" (V, 63), de "galinhas, e carneiros" (V, 64), de "galinhas domésticas cevadas" (II, 76), da "garcenha, ou pata conhecida" (IX, 74), de "frutas, aves, carnes e pescados" (VI, 2), de "manjares desusados" (VI, 2), "novos e esquisitos" (VI, 96). Tudo avivado pela "erva ardente" (II, 58), "pela quente especiaria" (V, 28) e regado de "mil refrescos" (IX, 41), e do "licor que Noé mostrará à gente" (VII, 75):

> Nos vasos onde em vão trabalha a lima,
> Crespas escumas erguem, que no interno
> Coração movem súbita alegria... (X, 4).

E assim vinte e sete vezes, em *Os Lusíadas*, é esse desfilar gargantuesco de viandas, de vinhos, de temperos.

Daquele meio jejum que era o estado crônico do navegador, devia resultar sua capacidade de aceitação dos alimentos feitos de outra forma e eriçados das especiarias desconhecidas a que se afizeram rapidamente os portugueses. E desses novos hábitos alimentares importados para a Europa, resultou a cozinha mais prodigiosa do mundo. Culinária épica e eclética, talássica e telúrica. Culinária de todos os registros: dos graves veludosos das iscas aos sustenidos estridentes do caldo verde. Culinária dramática do presunto e do porco e culinária galharda do grão-de-bico e da caldeirada. E abundante, sincera, culinária a valer – com pratadas de farta-brutos. Foi o Gama com a rota da Índia, foi o comércio estabelecido com o Levante que recriaram a cozinha européia.

> D'aqui aos Malabares, por contrato
> Dos infiéis, formosa companhia
> De grandes naus, pelo Índico Oceano,
> Especiarias vêm buscar cada ano.

Se é de importância médica a transformação que o português trouxe à cozinha européia, com o tráfico das especiarias, mais relevante ainda é a sua contribuição à farmacopéia, com a introdução dos remédios do Oriente. Não vamos repetir aqui o mestre Garcia da Orta e os seus *Coloquios dos Simples e Drogas da Índia*. Basta que fiquemos no testemunho dado por Camões.

A Medicina de *Os Lusíadas* 35

Não faltam flores e frutos nos versos do poeta. Podemos falar numa botânica camoniana, matizada de boninas (I, 58 – IX, 24 – IX, 61), lírios (X, 1), jasmins (X, 1), rosas, violas, cecéns e jacintos (IX, 61); virente de álamos, loureiros, mirtos, pinheiros, ciparisos (IX, 57), cerejeiras, amoreiras, ulmos, pereiras e videiras (IX, 56):

> Mil árvores estão ao céu subindo,
> Com pomos odoríferos e belos:
> A laranjeira tem no fruto lindo
> A cor que tinha Dafne nos cabelos;
> Encosta-se no chão, que está caindo.
> A cidreira co'os pesos amarelos:
> Os formosos limões ali cheirando,
> Estão virgíneas tetas imitando.

Mas, além dos troncos, frutos e flores que colorem e perfumam essa pastoral, aparecem também as plantas de onde se tira a "droga salutífera e prestante" (II, 4) – justamente aquelas que foram introduzidas na terapêutica pelos médicos portugueses. "A recente descoberta de um novo caminho para a Índia" – diz Maximiano de Lemos – "despertou o desejo [...] de estudar melhor aquela região [...] e o resultado d'isto foi aplicarem-se à terapêutica a maior parte das substâncias que os orientais nos mandavam". Esse caminho foi trilhado principalmente por Garcia da Orta, professor de filosofia natural na Universidade de Coimbra, que foi para a Índia em 1534 e escreveu os famosos *Colóquios*, e por Tomé Pires, farmacêutico de Leiria, que foi mandado, em 1511, a Cananor, Malaca e Cochim, como "feitor das drogarias" e escreveu a D. Manuel uma "carta" pouco conhecida que, segundo Pedro José da Silva, pode rivalizar com a obra do primeiro. Acentue-se de passagem o traço superior que representa, para o sistema ultramarino português, essa remessa de sábios às terras recentemente descobertas.

Entre as plantas medicinais trazidas do Oriente, Camões nos dá notícia da lima-da-pérsia (IX, 58), *Citrus limeta*, cujo epicarpo fornece o óleo essencial que foi primeiro apurado pelos droguistas portugueses; do sândalo (X, 134), que será o branco ou o citrino, *Santalum album*, do Timor e Malabar, que se aproveitou para fazer pós dentifrícios; o "cravo ardente" (X, 132), ou cravo-da-índia, *Caryophilus aromaticus*, cujo óleo, aplicado nas cáries, servia para aplacar as dores de dente; a cânfora-de-bornéu (X, 133), *Laurus camphora*, usada na preparação dos bálsamos e das fricções oleosas; e a canela-do-ceilão (II, 4 – IX, 14), *Laurus cinnamomum*, logo introduzida como aromático e corretivo das preparações da farmácia oficinal. Falamos apenas nas drogas citadas em *Os Lusíadas*, deixando de lado a contribuição de Garcia da Orta e Tomé Pires à farmacopéia ocidental, representada pelo que deram à terapêutica o aloes, o benjoim, a assa-fétida, a cássia-fístula, o âmbar, as cubebas, o açafrão e tantos outros símplices.

Do ponto de vista etnológico e etnográfico, são do maior interesse as observações feitas por Luís Vaz sobre as populações vistas pelos portugueses ao cometerem "o duvidoso mar num lenho leve" (I, 27):

Viram gentes incógnitas e estranhas
Da Índia, de Carmânia, e Gedrosia,
Vendo vários costumes, várias manhas,
Que cada região produz e cria (IV, 65).

Vestimenta e nudez (VII, 37), costumes e ofícios (VII, 37), organização de castas (VII, 37 – VII, 38), cerimônias de purificação (VII, 38), tabus alimentares e sexuais (VII, 40 – VII, 41), antropofagia e tatuagens (X, 126) – de tudo há notícia em *Os Lusíadas*, enchendo de surpresa e curiosidade a imaginação dos navegantes, quando eles entravam em contato com os indígenas, geralmente "todos nus e da cor da escura treva" (V, 30).

Cada um aportava ávido de frutas, de refresco e mantimentos mas, ávido, também de outra avidez e precisando do que se diz na estância 20 do Canto IX: "Algum repouso enfim, com que pudesse/ refocilar a lassa humanidade..." E havia para temperar esse repouso as deusas da Ilha dos Amores que são descritas louras e claras mas que, na realidade, deviam ser muito mais "canacas" de Gauguir que propriamente ninfas de Rubens. Eram as presas fáceis do Veloso, o que descia mais depressa que subia; do "Leonardo, soldado bem disposto, manhoso cavaleiro, e namorado" (IX, 75) e, a acreditar em Camões (IX, 85), do próprio comandante:

> Uma, delas maior, a quem se humilha
> Todo o coro das ninfas, e obedece,

A MEDICINA DE *OS LUSÍADAS* 39

Que dizem ser de Celo e Vesta filha,
O que no gesto belo se parece:
Enchendo a terra, e o mar de maravilha
O Capitão ilustre, que o merece,
Recebe ali com pompa honesta e régia,
Mostrando-se senhora grande e egrégia.

No episódio da Ilha dos Amores, Camões dá o símbolo poético de que seriam realidade histórica brasileira, João Ramalho e Diogo Álvares, ou seja, a predisposição lusa para a colonização híbrida, de que nos fala Gilberto Freyre.

Quanto à miscibilidade [continua o mestre pernambucano] nenhum povo colonizador, dos modernos, excedeu ou sequer igualou nesse ponto aos portugueses. Foi misturando-se [...] com mulheres de cor logo ao primeiro contato e multiplicando-se em filhos mestiços que uns trilhares apenas de machos atrevidos conseguiram firmar-se na posse de terras vastíssimas e competir com povos grandes e numerosos [...].

Essa capacidade de miscigenação, de extraordinárias conseqüências médicas, antropológicas, culturais e sociais, livrou os países do mundo português, na América, na Ásia e na África, de qualquer preconceito racial e de suas conseqüências funestas e cruéis. Podemos nos orgulhar, no Brasil, desta feição de convívio humano, tornada dogma oficial na "Lei Afonso Arinos" – lei brasileira, mas com raízes no que há de mais essencialmente português, porque é reminiscência camoniana a nos vir direta e docemente do "Veloso amigo" e do "bem disposto Leonardo".

Para os especialistas em assuntos militares é fascinante estudar o que se refere às armas, em *Os Lusíadas*. A enumeração que dá Camões, falando de batalhas e de ataques, é das mais completas. São as fortificações, com suas tranqueiras (X, 56) e baluartes (X, 57). Tudo o que se inventou para a defesa pessoal, como as armaduras (I, 67), os arnezes (I, 67 – IV, 38 – III, 51), os peitorais (I, 67), as cotas de malha (I, 67 – III, 51), as couraças (III, 51), e os escudos (I, 67 – I, 86). Os instrumentos de projeção, desde as bestas (IX, 67), arcos (I, 67) e espingardas (I, 67 – IX, 67), aos trabucos (III, 79 – X, 32), basiliscos (X, 32 – X, 69) e bombardas (II, 100) – a despejarem, rudemente, suas setas (X, 57 – V, 33 – IV, 31 – IV, 38), farpões (IV, 31), pedra-

A Medicina de *Os Lusíadas* 41

das (V, 33) e pelouros (I, 67 – X, 43 – X, 35). Vêm as armas leais, lanças (X, 57 – IV, 38 – X, 43), partazanas (I, 67), "chuças bravas" (I, 67) – "de golpes feros, cruas estocadas" (VI, 66). Vêm as "minas encobertas" (X, 69) e os arpéus de abordagem (X, 28).

Ora, na medida que progridem os recursos bélicos de destruição da economia humana, evolvem, paralelamente, os conhecimentos médicos e cirúrgicos, de modo que cada guerra representa sempre um passo adiante na evolução da patologia e no apuro da terapêutica. Encontramos, em *Os Lusíadas*, ao lado da descrição das armas, a enumeração das lesões que elas produzem e temos, através da palavra de Camões, uma idéia dos problemas a serem resolvidos pelos cirurgiões da época. O poeta descreve as sangueiras generosas, os belos ferimentos das armas cavalheirescas – as espaldeiradas, os pontaços e os altabaixos, com jovialidade, exaltação e transporte. Na estância 39 do Canto IV:

> Porfiam: tinge o ferro o fogo ardente;
> Rompem malhas primeiro, e peitos logo.

Na estância 51 do Canto III:

Por toda a parte andava acesa a guerra:
Mas o de Luso arnês, couraça, e malha
Rompe, corta, desfaz, abola, e talha.

Na estância 42 do Canto IV:

Aqui a fera batalha se encruece
Com mortes, gritos, sangue e cutiladas...

Na estância 50 do Canto III:

Pelos peitos as lanças lhe atravessa...

Mas esse tom de parada e justa, de torneio e cortesia desaparece para ceder lugar ao de lúgubre horror, quando se descrevem os resultados, não mais das feridas produzidas pelas armas gentis do peito-a-peito, mas pelas que destroçam de longe e cruamente – "Aquelas invenções feras, e novas/ de instrumentos mortais da artilharia..." – como as "bombardas horrísonas" (II, 100), os "trabucos feros" (X, 69) e as "minas encobertas" (X, 69). É assim na estância 52 do Canto III:

A Medicina de *Os Lusíadas*   *43*

Cabeças pelo campo vão saltando,
Braços, pernas, sem dono e sem sentido,
E doutros as entranhas palpitando...

Na estância 32 do Canto X:

Que o corpo, que em pedaços se apresenta...

Na estância 36 do Canto X:

Verá braços e pernas ir nadando,
Sem corpos, pelo mar, de seus senhores.

Deixando de lado a altura heróica do poema e
voltando à sua interpretação médica, vemos aí des-
critas as feridas incisas, contusas, penetrantes, am-
putantes, as fraturas, os esfacelamentos e as evis-
cerações com que se tinham de haver os cirurgiões
da época. E além destas, fala-se alhures no rebenta-
mento dos tímpanos, produzido pelo deslocamen-
to do ar (II, 100); nas punções traiçoeiras de "seta
ervada" (I, 68 – X, 44); e nas mutilações bárbaras
de onde veio, ao europeu, o conhecimento dos
enxertos de pele, feitos pelos asiáticos:

Que mais o Persa fez naquela empresa,
Onde rosto, e narizes se cortava?

Retomando a sentença que acentuamos atrás, das guerras trazerem sempre progressos à medicina, podemos testemunhá-la através do apuro adquirido em Portugal pelos operadores pós-camonianos: leia-se Almeyda, na *Cirurgia Reformada:* lá estão os capítulos sobre o tratamento das lesões por violência de arma, que justificam nossa afirmativa.

Várias outras notações de coisas médicas feitas em *Os Lusíadas* dão a impressão de que ou Camões tinha leitura do assunto ou que os advinham com a onipotência do seu gênio. O que ele deixa entrever das relações do corpo e alma, do soma e do psiquismo, quando trata das paixões da ira (VI, 35 – I, 77), da inveja (I, 39), do medo (I, 89) e do "amor desatinado" são do melhor e mais moderno psicossomatismo. Quando cuida da influência orgânica das estações, das longitudes, das latitudes, dos climas (III, 6 – VIII, 68); quando fala do papel das roupas e sua adaptação ao ambiente (II, 96 –

A Medicina de *Os Lusíadas*   45

II, 97 – II, 98 – VI, 39); quando trata dos efeitos do sol e da intermação (I, 42 – I, 49 – II, 96); ou quando se refere ao repouso necessário (II, 3 – VIII, 4) – está postulando o que qualquer higienista moderno poderia defender. Ele é de "freudiana" atualidade ao descrever um sonho erótico (V, 56) e, ainda, quando consegue manter a dignidade altíssona do poema, mesmo na estância 53 do Canto VII ou na 92 do III, ao devassar assuntos que a pudicícia dos médicos legistas do passado mandava por em latim – para esconder sob a gravidade do verbo clássico aquilo que a linguagem corrente faz descambar para a obscenidade que ofusca e ofende.

Arturo Castiglioni, citando De Renzi, diz que há uma revolução na fisiologia, em tudo comparável à de Copérnico, quando este eliminou a Terra do centro do sistema planetário. É a da retirada do fígado do errado papel de superintendente do aparelho circulatório e a atribuição deste jogo ao coração. A descoberta da circulação sangüínea – apesar das palavras precursoras de Miguel Serveto, Realdo Colombo e Andrea Cesalpino – é atribuída a William Harvey, que viveu de 1578 a 1657. O

46 PEDRO NAVA

Exercitatio anatomica de motu cordis et sanguinis in animalibus, onde se contêm as suas demonstrações, é de 1628. Pois em *Os Lusíadas*, publicados em 1572, seis anos antes do nascimento de Harvey, há um trecho que mostra que Camões sabia, com Cesalpino, que o coração é o centro da circulação e suspeitava, com Serveto e Colombo, que o sangue corria (IV, 29):

> Quantos rostos ali se vem sem cor,
> Que no coração acode o sangue amigo!

O que haverá atrás destes dois versos? Conhecimento da obra dos precursores ou, como tudo leva a crer, a adivinhação genial que faz de Camões, como fez de Homero, Virgílio, Dante e Skakespeare outros inventores no terreno da observação médica?

O Canto III, que é uma crônica dos reis de Portugal, nos dá com certos traços do "Bravo", do "Justiceiro" e do "Formoso" um retrato da hereditariedade neuropática com que se extingue, na delinqüência e no adultério, a casa do Borguinhão. Lá figuram, nos versos de Camões, ao lado do ânimo de Afonso IV, sua hesitação, oscilação, in-

A Medicina de *Os Lusíadas* 47

certeza e brutalidade com a "... mísera e mesquinha,/ que depois de morta, foi Rainha" (III, 118). Ao lado da retidão de Pedro I, sua rebelião, tortuosidade, necrofilia e crueldade na vingança que "tomou dos fugidos homicidas..." (III, 136). Ao lado da suavidade de Fernando I, sua prevaricação, amoralidade, indolência e descuido (III, 138):

> Do justo e duro Pedro nasce o brando,
> (Vede da natureza o desconcerto!)
> Remisso e sem cuidado algum, Fernando,
> Que todo o reino pôs em muito aperto:
> Que, vindo o castelhano devastando
> As terras sem defesa, esteve perto
> De destruir-se o reino totalmente;
> Que um fraco Rei faz fraca a forte gente.

No primeiro e segundo períodos em que Maximiano de Lemos divide a história da medicina portuguesa, isto é, do ano de 1130 ao de 1290 e, deste, ao de 1504, desenham-se no espírito do povo lusitano certos caracteres devidos à influência conjunta do cristão, do árabe e do judeu que, parece paradoxal, mas tenderam para a fixação de qualidades comuns de grande importância no florescimento da medicina. São o abrandamento de costumes, a aquisição da idéia de obrigação da solidariedade que o homem deve ter pelo homem, cultivadas pelas três civilizações que se encontraram na Península.

A prática das Sete Obras de Misericórdia dos Evangelhos, tão arraigada no comportamento dos povos dominados pelo cristianismo, é a origem dos serviços de socorro e fraternidade encontrados desde tão cedo no Reino, sob a forma dos lazaretos, gafarias, albergoarias e, depois, dos hospitais de Misericórdia criados por Frei Miguel de Contreras e D. Leonor, rainha de D. João II, e espalhados, com o mesmo espírito e com as mesmas linhas de compromisso, em todos os pontos onde existiu a dominação lusa. Nasceu nestas casas a assistência pública em Portugal, influenciada pelo espírito de caridade e impresso na alma do seu povo pelas pregações franciscanas, dominicanas e cistercienses – vivas e sempre presentes a partir do século XIII. A presença do judeu e do árabe em nada contrariava a tendência para o auxílio mútuo entre os homens, pois os preceitos evangélicos coincidiam não só com a tradição de hospitalidade,

com o hábito da visitação aos enfermos, integra-
dos nos costumes dos israelitas, como com o que
estava explícito na letra do Corão relativamente à
proteção que deve ser dispensada aos pobres, às
viúvas, às crianças.

As idéias de gratidão pelo socorro e hospitali-
dade recebidos (II, 104), de solidariedade com os
empobrecidos (VII, 80) e com os humildes (X, 23)
estão sempre presentes em *Os Lusíadas* e na estân-
cia 110 do Canto X começam os versos sobre o
prodígio de S. Tomé que só escreveria quem esti-
vesse integrado no espírito das Sete Obras e habi-
tuado a conhecer a catequese e o sistema assistencial
português:

> Chegando aqui pregando, e junto dando
> A doentes saúde...

Onde chegava o português, chegava com ele
Portugal. Chegavam a pregação, a doutrinação e
a Cruz de Cristo. Chegavam as Misericórdias, a
assistência social, a solidariedade humana e a cari-
dade. Chegavam o município godo, a cidade ro-
mana, a concepção de família e a ordem jurídica.

50 PEDRO NAVA

E chegava esta língua, cantada por José Albano –
"dulcisona e canora,/ em que mel com aroma se
mistura..."

Não foi por um pouco de ouro e um pouco
de pimenta – mas para dar ao Mundo outros
mundos que os lusíadas se atiraram aos mares do
quadrante. Fizeram isto numa época de integração
nacional em que a crença em Deus e a concepção
da Pátria eram a mesma no Rei e no último vilão.
Luís Vaz de Camões foi seu índice e seu resumo e,
na América, na Ásia ou na África – onde quer que
haja uma gota de sangue português – seu canto
será sempre um rebate a nos chamar à cruzada
daqueles barões que cimentaram, em várias terras,
com sua carne e suas ossadas, os vínculos que nos
unem em tradições, interesses e aspirações comuns.
Estamos vendo suas velas que o vento enfuna, seus
peitos que o coração dilata, sentimos o tumulto
eterno e seu tropel, a estes capitães, missionários,
marinheiros, governadores, donatários e vizo-reis
(X, 147) e

Olhai que ledos vão, por várias vias,
Quais rompentes leões e bravos touros

Dando os corpos a fomes e vigias
A ferro, a fogo, a setas e pelouros:
A quentes regiões, a plagas frias,
A golpes de idólatras e de mouros,
A perigos incógnitos do mundo,
A naufrágios, a peixes, ao profundo....

52 PEDRO NAVA

BIBLIOGRAFIA

ALBANO, José. "Ode á Lingua Portugueza". In *A Poesia Cearense no Centenário*. Coligida por Salles Campos. Fortaleza, Tipografia Moderna, 1922.

ALMEYDA, Feliciano de. *Cirurgia Reformada*. Lisboa, Galram, 1738.

CAMÕES. *Os Lusíadas*. Porto, Chardron, s/d.

_____. *Os Lusíadas*. Edição revista e prefaciada por Souza Viterbo. Lisboa, Empresa da História de Portugal, 1900.

CASTIGLIONI, Arturo. *Historia de la Medicina*. Trad. espanhola. Barcelona, Salvat, 1941.

CERAM, C. W. *L'Aventure de l'Archeologie*. Paris, Hachette, s/d.

CHARCOT, J. M. e RICHER, P. *Les dilfformes et les malades dans l'art*. Paris, Lecrosnier et Babé, 1889.

COPLAND, James. *A Dictionary of Pratical Medicine*. Londres, Longman, 1858, vol. III, part II.

CORREIA, Fernando da Silva. *Leonor de Lancastre*. Lisboa, Empresa Nacional de Publicidade, 1932.

_____. *Problemas de Higiene e Puericultura*. Coimbra, Imprensa da Universidade, 1934.

_____. *Origens e Formação das Misericórdias Portuguesas*. Lisboa, Henrique Torres, 1944.

_____. *Regimento do Hospital de Todos os Santos*. Lisboa, Edição Sanitas, 1946.

FREYRE, Gilberto. *Casa-grande & Senzala*. Rio de Janeiro, Maia & Schmidt, 1934.

A MEDICINA DE *Os Lusíadas* 53

GARRETT, Almeida. *Camões*. Lisboa, Bertrand, 1858

HARVEY, William. *Anatomical Studies on the Motion of the Heart and Blood* (A Modern English Translation with Annotations, by Chaucey D. Leake). Springfield, Charles C. Thomas, 1941.

HERCULANO, Alexandre. *Historia de Portugal*. Rio de Janeiro, Alves, 1915.

LANGE, Kurt. *Pirâmides, Esfinges e Faraós*. Belo Horizonte, Itatiaia, 1958.

LEMOS, Maximiano. *A Medicina em Portugal*. Porto, Imprensa Commercial, 1881.

_____. *História da Medicina em Portugal*. Lisboa, Gomes, 1899.

LEREBOULLET, Harvier *et al. Sympathique et glandes endocrines*. Paris, Maloine, 1921.

LITTRÉ, M. P. E. *Oeuvres complètes d'Hippocrat*. Paris, Baillière, 1839 a 1861.

NASCIMENTO, Alfredo. "O Primeiro Médico no Brasil". *Revista Syniatrica*, ano IX, n. 4, abril de 1916.

NAVA, Pedro. *Território de Epidauro*. Rio de Janeiro, Mendes Junior, 1947 [São Paulo, Ateliê Editorial, 2003].

_____. *Capítulos da História da Medicina no Brasil*. Rio de Janeiro, Edição de Brasil Médico Cirúrgico, 1948. [São Paulo, Ateliê Editorial, 2004].

ORTA, Garcia da. *Coloquios dos Simples e Drogas da India*. Edição da Academia Real das Sciencias de Lisboa, dirigida e anotada pelo Conde de Ficalho. Lisboa, Imprensa Nacional, 1891.

PINTO, Américo Cortez. "D. Leonor e as Misericórdias na Expansão Ultramarina". *Boletim da Assistência Social* n. 133 e 134, jul.-dez. 1958.

ROMAINS, Jules. *Knock, ou le triomphe de la médecine*. Paris, Gallimard, s/d.

SOARES, José Maria. *Memórias para a História da Medicina Lusitana*. Lisboa, Tipografia da Academia, 1821.

VASCONCELLOS, J. Leite de. *Etnografia Portuguesa*. Lisboa, Imprensa Nacional, 1933.

WOLF, William. *Endocrinology in Modern Practice*. Filadelphia, Saunders, 1937.

Medicina e Humanismo*

* Discurso de recepção ao Professor Aloysio de Castro no Instituto Brasileiro de História da Medicina.

Até a reforma pombalina da Universidade e à criação das Escolas do Porto e de Lisboa, que marcam entre o ano de 1772 e o de 1825 – o período em que se depura e começa a florescer cientificamente a Medicina Lusitana –, é quase impossível separar dentro da mesma o elemento culto do elemento vulgar, tal o modo por que concorreram na amálgama desses dois fatores as influências da formação étnica e da estratificação cultural da gente portuguesa.

Exaltado, supersticioso e fantasista; vivaz, religioso e imaginativo, esse povo extraordinariamente suscetível teria de buscar no seu misticismo – que é o misticismo do cristão, do judeu e do mouro – a condição etiológica, sobrenatural e terrificante, que foi a origem de um dos mais surpreendentes e copiosos arsenais de medicina popular, jamais observados entre as raças integradas no ciclo de civilização ocidental.

A concretização da idéia da ira de Deus ou da astúcia do Demônio como causa dos males do corpo – atribui à moléstia o conceito do atômato e da manifestação sagrada – diante dos quais reage o lastro pré-lógico da mentalidade, com a invenção de terapêuticas onde as práticas de purificação, os amuletos, as rezas e os esconjuros vão ser obrigatoriamente colocados no primeiro plano. E, mais ainda: dentro do corpo dessa medicina, os mesmos tratamentos empíricos, cuja indicação a experiência mostra razoável, complicam-se inevitavelmente de cerimônias rituais que tendem a emprestar um significado complexo de ato mágico à simples ingestão de um infuso ou a vulgaríssima imposição de um tópico.

Para se avaliar até que ponto o estado emocional de um povo colocado em ebulição permanente, pelas contingências de sua história, concorre para alterar com a sua fantasia e o seu terror as próprias elucubrações dos eruditos basta atentar no que foi a literatura médica portuguesa até os meados do século XVIII. Sobre o tronco imarcescível da sabedoria antiga – representada pela tradição hipocrática e galênica; pelas concepções da filosofia platônica, pitagórica e aristotélica; e pelos conhecimentos difundidos pelo árabe – enxertam-se, como parasitas monstruosos, as alusões de uma medicina fabulosa, irreal e absurda – de que Leite de Vasconcellos nos oferece uma síntese acabada na sua monumental *Etnografia Portuguesa* – onde o decocto de serpente em vinho é aconselhado contra a lepra e o nome dos Três Magos contra a gota coral, como se vê no *Thesaurus Pauperum* de Pedro Hispano, onde Rodrigo de Castro, em plena Renascença, aparece recheado de crendices medievais e falando em gnomos, larvas e silfos; onde Frei Manuel de Azevedo junta à sua *Correcção de Abusos* um "tratado da fascinação, olhado ou quebranto"; e onde o Curvo de Semedo, na *Polyanthea*, "desfia sem cessar superstições"; e onde o próprio, o grande, o esclarecido Fonseca Henriques – no século de Rousseau, D'Alembert e Voltaire – menciona, em sua *Medicina Lusitana*, a ação das bruxas e da lua nas crianças e a virtude sobrenatural dos reis na cura das alporcas.

Essa arte confusa e conturbada trasladou-se para o Brasil com o navegador, o degredado e o imigrante, aqui se fixou e continua viva na nossa medicina popular que é um prodigioso exemplo da revivescência de velhas práticas peninsulares, tão nitidamente gravadas pela tradição que não é difícil descobrir nos breviários dos nossos curandeiros, sob a crosta das modificações resultantes de cópias sucessivas, o cerne das sentenças da *Atalaya*, ou mesmo de textos mais remotos, de onde deriva também o conteúdo curviano. As mais vigorosas raízes dos nossos processos vulgares de conhecer e tratar as doenças são essencialmente ibéricas, genuinamente portuguesas, e têm, provavelmente, muito mais importância que a contribuição congênere fornecida pelo africano e pelo índio. Sobre a influência do último na nossa medicina, mesmo a erudita, muito se tem dito e parece que muito se tem exagerado. Eu acho pouco acreditável que os jesuítas deles tenham aprendido coisa que valha. Teria havido, por parte dos avisadíssimos reverendos, menos o cuidado de recolherem conhecimentos realmente úteis que a necessidade de se inteirarem — como quem toma armas ao adversário — das práticas e dos sortilégios que faziam o prestígio dos pajés, concorrentes naturais que eram e rivais inatos dos padres da Companhia. Estes, sim, é que devem ter apurado, com o tempo, as propriedades e as virtudes farmacêuticas daquelas mesmas ervas de que o nosso íncola – dado seu estádio de cultura primitiva – só podia fazer um uso mágico. Admitir o contrário é admitir nos nossos selvagens uma acuidade de observação, uma capacidade lógica para a indução e a dedução, uma aptidão para a análise, um conhecimento de patologia e uma ciência das indicações terapêuticas que só seriam possíveis nos índios artificiais, europeizados e românticos que foram postos em verso no *Y-Juca Pirama* ou no *Canto do Piaga* e transportados para a prosa na *Iracema* ou no *Guarani*.

A influência da medicina reinol, considerada no seu duplo aspecto de fundamento cultural e de ascendência civilizadora, chegou até nós tomando por vários caminhos. Transportada pelo vulgo, já como íntegra da arte curativa popular, já como difusão do que sendo, na medicina douta, particularmente acessível ao leigo e passível de fixação coletiva, era carreado como parte complementar da experiência da comunidade. Trazida por médicos portugueses imigrados na Colônia, ou vinda na torna-viagem dos nacionais que iam estudá-la na Metrópole. Por via da legislação e da burocracia, que influíam poderosamente na prática e no exercício oficiais através das ordenações, franquias e restrições, das posturas, previlégios e coibições ditados pela Fisicatura-Mor e pela Junta Real do Proto-Medicato. E, finalmente, pelo roteiro de uma corte despejada e de uma dinastia em fuga, quando o príncipe aqui aportou, trazendo-nos na bagagem o presente verdadeiramente régio de duas escolas médico-cirúrgicas.

A criação destes institutos de ensino – o baiano e o fluminense – constitui glória intocável e lustre que não se separa do nome do Bragança e do nome do Picanço, além de marcar o ponto do predomínio da medicina portuguesa sobre aquela doutrinada e praticada em terra brasileira. Porque uma nova era, que se abre com o Decreto de 3 de Outubro de 1832 – o que transformou em Faculdades e permitiu a reestruturação posterior das Academias das cidades de São Sebastião e de São Salvador – vai inaugurar um período em que entrava em declínio a autoridade lusitana e despedia seus primeiros clarões o influxo avassalador, irresistível e dominante do gênio francês.

Só a idade miraculosa e antiga que viu a euritmia coetânea, a medida e a proporção contemporâneas – do riso de Demócrito, da dialética platônica, do sarcasmo socrático e da indução de Hipócrates –, só o século de Péricles, no explendor de suas letras e de suas artes, pode ser a simetria, a correspondência, o acordo e a correlação do que representou para o mundo a sabedoria da França no século XIX.

Como sempre sucede à nossa Arte, no seu paralelismo necessário aos grandes surtos de humanismo, a medicina da mais ilustre nação latina transportou-se então a alturas que a de qualquer povo jamais pôde superar, porque nenhum outro foi venturoso bastante para gerar na mesma centúria um anatomista como Bichat, um fisiologista como Claude Bernard, um patologista como o segundo Chauffard, um etiologista como Pasteur, nem cirurgiões como Dupuytren e Larrey e, muito menos, internistas como Laennec, Rostan, e Louis, como Grisolle, Bretonneau e Jaccoud, como Trousseau, Potain e Dieulafoy.

Em nosso país, ganhou terreno e avultou a influência científica da França, tanto pela própria capacidade de sua força irradiante, como por intermédio dos brasileiros que reatravessavam o Atlântico, trazendo daquele luzeiro a palavra de Montpellier e a palavra de Paris. Desses patrícios, vários tiveram assento, desde a primeira hora, na Faculdade de Medicina da Corte e, por uma coincidência feliz, justamente naquelas cátedras básicas, de cujo aprendizado depende tanto a formação filosófica do médico e que constituem o molde onde se lhe configuram a posição dogmática, o processo especulativo e a orientação prática do exercício. É o caso de Paula Cândido, na cadeira de Física; do primeiro Torres Homem, na de Química Mineral; de Freire Allemão, na de Botânica; do Iguarassu, na de Fisiologia; de João José de Carvalho, na de Matéria Médica, a cujos ensinamentos devemos, provavelmente, a estrutura essencialmente francesa e inequivocamente mediterrânea das gerações que vieram a ser depois o momento mais feliz na história de nossa evolução médica.

Não não é possível entrar aqui na explicação das determinantes que nos afastaram pouco a pouco dessa influência favorável e, com isso, das raízes

MEDICINA E HUMANISMO 65

tradicionais de nossa formação. Seria ir muito longe analisar em suas fontes a detestável voga de germanismo que começa a se infiltrar na nossa medicina, como um denso e pesado vapor, aí pelo fim do Segundo Reinado e pelo princípio do Regime Republicano e que chega ao apogeu com o estatuto de caráter tedesco, sectário e positivista que foi a reforma de 1911. Ou, examinar nas suas nascentes, a corrente interesseira, utilitária e profissionalista responsável pela quebra da unidade sistemática de nossa clínica interna e pela dispersão do seu corpo doutrinário em tantos fragmentos irreconhecíveis quantos são os setores da especialização exagerada e nefasta.

Ou, demonstrar como esse artesanato que está matando a Arte e é a sua crise mais séria – com sua necessidade de tailorizações facilitadoras e com seu carecimento de padronizações simplicitárias – abriu caminho à importação de uma submedicina pueril, aparatosa e esquemática, tanto menos aceitável e tanto menos simpática quanto mais os seus processos de difusão assumem um caráter de propaganda de tipo grosseiramente comercial e se apresentam enquadrados no trato de boa vizinhança que, com mal disfarçada solércia, a panela de ferro propõe às panelas de barro.

Transplantação da medicina metropolitana para a Colônia, inauguração do seu ensino regular, influências sucessivas que deixaram a sua marca no desenvolvimento da Arte em terra brasileira – eis a síntese da exposição com que procurei mostrar alguns capítulos de estudo, de esclarecimento, de exegese em que terá de se empenhar o Instituto Brasileiro de História da Medicina.

E se esse trabalho interpretativo nos levar à indagação das causas da conjuntura cheia de incertezas que atravessa o espírito da nossa profissão, estou certo de que vamos verificar que a mesma radica de muito no afastamento dos modelos basilares da nossa inteligência – afastamento que depende, principalmente, do rebaixamento de nível ocorrido no nosso ensino secundário pela supressão que se veio fazendo, durante anos, do que havia nele de informação desinteressada do Homem e do mundo, de tudo o que constitui a elevação graciosa do pensamento pelo pensamento e que é o traço eterno do Mediterrâneo, nas Artes, nas Letras e na especulação filosófica.

Se quisermos, como manda o nosso Estatuto, "proteger os interesses da cultura médica" e cuidar da preservação dos elementos "que fazem os alicerces e fundamentos" do seu setor brasileiro, não poderemos estacionar na contemplação paleontológica do seu passado. Teremos de penetrar o seu espírito, de captar a sua mensagem – porque ambos estão ditando a lição do conteúdo humanístico em que residiu sua maior excelência. Teremos de reviver e fazer palpitar, no presente, o exemplo dos fatos, das ações, dos efeitos e dos sucessos que, sedimentados pelos anos, constituíram a nossa genuína experiência. A experiência, infelizmente interrompida e que precisa ser reatada de acordo com o feitio espontâneo e tradicional da inteligência brasileira, ou seja, dentro da acuidade no sentir e da agilidade no pensar que a integram na amplitude sem limites do gênio da latinidade.

É por isso que a vossa recepção como nosso primeiro Membro Honorário, no dia da nossa primeira sessão pública – Sr. Professor Emérito Aloysio de Castro –, vale simbolicamente como uma confissão de fé, como a afirmação de uma posição de espírito, como o enunciado de um programa.

68 PEDRO NAVA

Pela multiplicidade dos vossos talentos, pela variedade da vossa inteligência, pela universalidade dos vossos conhecimentos, sois, atualmente, o maior e o mais representativo dos humanistas dentre os médicos brasileiros – conservado aqui, para o termo "humanista", o sentido aristocrático com que ele era usado na Renascença, para definir a categoria dos que praticavam a Antiguidade e o mundo de todo dia por intermédio do pensamento e que interpretavam o Cosmos e o Microcosmo com o raciocínio, pelas Ciências.

Poeta e musicista, sois desses eleitos para quem as coisas e os homens aparecem multiplicados pelas transfigurações que lhes são emprestadas pelo ritmo, pela harmonia, pela consonância e pela medida. Não separando a arte da vida, não a deixando no seu plano puramente contemplativo, vós a transportais para o quotidiano, exatamente dentro daquele conceito útil e vigoroso que lhe é dado no ensaio de Dudley e Faricy: o da sua transformação constante em experiência, em modo de viver: "[...] the translation of those feelings and ideas, into words and deeds".

Daí a coerência e a igualdade com que transmites o que a sensibilidade advinha, configura, escolhe, apreende e armazena a tudo o que em vós é atuação e participação, atividade e relação: cadência na estrofe de um poema; melodia na frase musical dum *Noturno*; claridade lógica na exposição de uma tese científica.

Mas, não é só para o humanista que se está abrindo lugar no Instituto Brasileiro de História da Medicina. É também para o médico e para o professor, cuja existência está de tal maneira associada à evolução de nossa Arte e do seu ensino que sua trajetória profissional e magistral tem de ser considerada como capítulo inseparável da história da medicina brasileira.

Professor insigne, o vosso lugar na crônica da nossa patologia interna está assegurado entre tantos outros títulos pelo que vos faz um dos criadores da Escola Neurológica Indígena – filha autêntica da escola de Pierre Marie, que transplantastes de Paris e da Salpêtrière, para florescer na Policlínica Geral e na Santa Casa do Rio de Janeiro.

Gerações e gerações se formaram nesses templos, guiadas pela vossa douta experiência e influídas por vossa palavra calorosa. E, apesar do afastado do magistério militante é esse verbo que continuamos a buscar e que queremos ouvir – todos os que nos honramos de continuar vossos discípulos,– na velha e gloriosa "Quarta Enfermaria" da Misericórdia, onde ele continua a ser o instrumento exímio dos vossos ensinamentos, cada dia mais límpido e preciso, sempre claro e eloqüente – o único que se pode altear sem desmerecimento diante daquelas paredes veneráveis ainda penetradas da voz formidável do segundo Torres Homem.

Como Diretor, o período de vossa administração foi um privilégio para a nossa cultura e uma honra para a história da Escola de Medicina carioca. Foi um decênio de elevação, de compostura, de pundonor, de circunspecção e de trabalho, cujas realizações podem ser resumidas, no campo intelectual, pela publicação dos *Anais* e pelas famosas *Lições de Sabedoria*, no plano material, por dois fatos que se juntam como o testemunho mais assinalado do vosso valor: a criação do Instituto de Radiologia, que vos outorga a prioridade da inauguração de uma nova terapêutica no Brasil, e que dotastes de pavilhão, leitos, pessoal e material radioterápico e pela instalação definitiva de uma Faculdade secularmente errante e sem pouso no seu prédio da Praia Vermelha.

Humanista, médico e professor, sois um admirável exemplo do que vale a seqüência de uma tradição e de como a vida dos indivíduos se projeta no tempo – não apenas pela forma do físico transitório, mas através do vôo do pensamento imperecível. Filho de Francisco de Castro, sois o prolongamento material e a seqüência espiritual dessa figura de ateniense. Todo o vosso alento foi posto na continuação de sua vida interrompida e de sua obra cortada pela Morte. E nesse trabalho de compreensão e de amor, que vos eleva à altura da glória de vosso Pai, não sabemos o que mais admirar: se a pertinácia e a inteligência que pusestes em procurar essa altitude ou se a tocante cautela, a filial subordinação com que a mantivestes, cônscio de que não devíeis excedê-la e na plena consciência de que não vos seria possível ultrapassar o modelo insuperável do "Divino Mestre".

ALOYSIO DE CASTRO, O GENTIL-HOMEM DA MEDICINA BRASILEIRA*

* Discurso pronunciado como orador oficial da Academia Nacional de Medicina, na Sessão Extraordinária de 23 de novembro de 1959, realizada em homenagem à memória de Aloysio de Castro.

Faz parte das perfeições do homem, mesmo dos menos perfeitos, a criação de seu próprio personagem. De uma imagem sublimada de si mesmo, que corresponde não ao que ele é, mas ao que deveria ter sido ou ao que pretendia parecer. É assim que cada um carrega a ilusão do próprio símbolo e do próprio emblema. E é essa, no fundo, a configuração que temos de consentir nos nossos semelhantes e sobre essa contrafação generosa e prudente, devemos construir o mito do "documento declarado". Não pode haver nada mais acadêmico que esse ponto de vista. Numa tribuna como esta, quando fazemos o elogio ou o necrológio, importa-nos pouco saber se falamos de um puro, de um douto, de um sábio ou de um bom, porque nossa obrigação é o encômio, o gabo, o louvor e dentro da apologia todos são a retidão, a própria erudição, a sapiência mesma e a excelência de todas as virtudes. A imagem que nos convém guardar não é a do efêmero contingente de nossa convivência, nas imperfeições que testemunhamos, mas sim, a outra, a do personagem efetivo que liberto das escórias que foram o seu lote mortal, só pode aparecer envultado na liga incorruptível da própria estátua.

O orador de uma academia que tem de tratar de grandes reputações e, sobretudo, de grandes reputações médicas, não precisa, geralmente, se ater à exatidão, porque ela é desnecessária e mesmo perigosa na construção de um símbolo. E este tem de constar do que sobrou de intacto depois de nossa trajetória pela selva escura da vida e pelo bestiário sinistro da convivência humana. Abstrair essa quintessência é muitas vezes difícil e pede a manipulação de arrobas de minério rude para que se apurem uns poucos grãos de metal mais nobre.

Se o que tem de atrevido o meu exórdio – na sua afirmação tão claramente posta dos inconvenientes da sinceridade – trouxe alguma apreensão aos que me ouvem, no momento em que vou falar sobre Aloysio de Castro, apresso-me em tranqüilizá-los: minha intenção é realçar o contraste profundo que separa os discursos puramente convencionais, da exceção que representa o de agora. Na figura desse gentil-homem da nossa medicina, de tal maneira o homem e o personagem estão em equivalência e equilíbrio que nada é preciso esconder, falsificar e distorcer do primeiro para avantajar, realçar e legitimar o segundo. Posso repetir a seu respeito a frase de Frederic Dubois no elogio fúnebre de Gueneau de Mussy: "Histórien de cette noble vie, je n'aurai donc rien à retrancher, rien à excuser, rien à dissimuler". Porque para seu penegírico basta a verdade, só a verdade e toda a verdade.

Aloysio de Castro nasceu no Rio de Janeiro a 14 de junho de 1881. Filho do admirável Francisco de Castro, dele recebeu o exemplo, o modelo e a força dos ensinamentos inaugurais – porque as primeiras letras foram-lhe ministradas pelo próprio pai. Este ter-lhe-ia incutido com a leitura e os números, a avidez do saber e a humildade intelectual – traço de um e de outro – tão bem retratada no fato que me relatou Othon Drummond de Mendonça, amigo de infância e depois cunhado de Aloysio de Castro. Freqüentando desde menino a casa do "Divino Mestre", dizia-me aquele saudoso colega que lhe causava admiração vê-lo sempre, depois do jantar e tirada a mesa, começar, ali mesmo, a ler os compêndios que trouxera consigo e que ficavam ao lado de seu prato. Ele guardou a imagem do eterno ledor e não conseguia rememorá-lo senão curvado sobre os livros. Um dia, tomado de incontido entusiasmo pelo sábio, interrompera suas elucubrações para dizer-lhe: "Ah! doutor Francisco de Castro, como eu tinha vontade de saber tudo o que o Sr. sabe..." Ao que lhe fora imediatamente respondido: "O melhor, meu filho, seria desejar saber tudo o que eu não sei..."

Depois dos ensinamentos paternos, Aloysio faria suas humanidades no afamado Colégio Kopke, onde seria aluno de Rodrigo Otávio e de Silva Ramos, colando grau de Bacharel em Ciências e Letras em 1897. Data ainda deste período de formação sua convivência assídua com Luís Murat, com quem aprenderia a trovar, com Machado de Assis e Rui Barbosa, amigos de seu pai.

Em 1898 matricula-se na Faculdade de Medicina do Rio de Janeiro onde sulcar-lhe-iam profundamente o espírito as lições de Chapot-Prévost, Francisco Fajardo, Miguel Pereira, Dias de Barros e dos dois prodigiosos mestres de quem foi interno na Cadeira de Clínica Propedêutica: Francisco de Castro, seu pai e Miguel Couto, para quem seria sempre um filho.

Cursava Aloysio de Castro o seu quarto ano, quando a 11 de outubro de 1901 desaparecia vitimado por uma pneumonia pestosa, contraída no exercício da clínica, o seu ilustre pai. A grande dor desta morte seria um dos elementos decisivos de sua formação, e o desejo de reviver a carreira paterna e continuar a sua obra interrompida passam a ser sua meta e sua aspiração supremas. Em tudo ele seria como que a reincarnação do mestre e como diz Barbosa Lima Sobrinho, "antes de tomar qualquer atitude perguntaria sempre como deveria proceder Francisco de Castro". Nas posições morais, como nas intelectuais, no feitio e nas maneiras, nas situações exemplares ou nos gestos de todo o dia. Mesmo nessas ocasiões triviais do cotidiano, como pude testemunhar uma vez, quando seu assistente e que chegávamos juntos à Santa Casa de Misericórdia. Fiz menção de dirigir-me para a entrada principal quando ele, travando meu braço, convidou-me a entrar pelo portão lateral, a tomar pela segunda galeria, a fazer uma grande volta, antes de chegarmos à nossa "Quarta Enfermaria". E explicou-me que quando tinha tempo era aquele o seu caminho porque era esse o preferido também por seu pai quando dirigia-se para o seu serviço que ficava onde está hoje o do nosso ilustre colega o professor Cruz Lima. "Seguindo estes pátios e estes corredores" – disse-me ele – "entrei pela primeira vez na Misericórdia, em companhia de meu pai, em 1900, pelos meus dezenove anos..."

Aloysio começou, pois, a freqüentar o nosso velho hospital, na sua terceira série, para nunca abandoná-lo, mesmo depois de Professor Emérito. Sentindo como ninguém a sugestão daquelas paredes veneráveis, era com um passo piedoso e contrito que palmilhava as salas e passagens, vivendo o seu presente e nele revivendo os caminhos trilhados por seu Pai. Mais de uma vez tive ocasião de percorrer aqueles corredores, dele aprendendo e das suas evocações, como era a Misericórdia de seus tempos de aluno, como ele aprendera o que fora a outra, mais remota, da mocidade de Francisco de

Castro. "Aqui ensinou Miguel Pereira... Aqui, Almeida Magalhães... Ali, Miguel Couto... Esta era a sala que servia de gabinete a Torres Homem e onde ele programava suas aulas com os assistentes..."

Em 1903, depois de um curso feito todo com notas distintas, doutora-se em Medicina sustentando tese que, apesar de escrita aos 22 anos, é hoje, pela sua exatidão científica e correção de forma, um trabalho clássico: *Das Desordens da Marcha e seu Valor Clínico*. Esta memória inaugural reparte-se em três capítulos: no primeiro estudam-se os vários métodos de exame aplicáveis à locomoção; no segundo, a sua fisiologia; e no terceiro, o diagnóstico clínico de suas perturbações. Tratando de assunto inédito em nosso meio e novo nos centros científicos internacionais, a tese de Aloysio de Castro não foi simples compilação, mas contribuição das mais valiosas, contendo pontos de vista originais, fruto de suas observações pessoais e de suas pesquisas diligentes. Pela bibliografia compulsada percebe se a orientação universalista do novo médico. Entre muitos outros, ali aparecem citados os trabalhos franceses de Claude Bernard, Mora e Imbert; de D'Arsonval, Chauveau e Marey; de Bariel, Duchenne e Babinsky; os alemães de von Meyer, Weber e Merklen; de Nothnagel, Neugebauer e Kaplan; os italianos de Luciani, Morselli e Lui; de Fazzio, Sgobbo e Rivalta; os ingleses de Muybridge, Bradford e Hutchinson. Não lhe caberia, como não pode caber a ninguém, ser classificado na sua qualidade e validade de médico, segundo a predominância de uma escola, como às vezes se tenta hoje, querendo dar sempre a precedência ao médico padronizado pelo feitio americano. O médico não é bom porque seja de orientação americana, francesa ou anglo-saxônica. Nem tampouco é mau por ter recebido influência anglo-saxônica, francesa ou americana. O que há é médicos de boa formação e médicos de má formação – seja esta desta ou daquela origem. Péssimo e execrável é o exclusivismo. Excelente e estimável, o universalismo que Aloysio de Castro demonstra possuir desde seu primeiro trabalho. E nem poderia ser exclusivista ou sectário quem como ele foi criado dentro do modelo da cultura multiforme do seu pai. Quem recebeu a influência de um Rui e de um Machado. Quem assim forrado de humanismo chegou ao curso superior para ser plasmado por Francisco

ALOYSIO DE CASTRO   *83*

de Castro e Miguel Couto. A tese de Aloysio de Castro é a amostra do que ele seria como trabalhador intelectual, o resto de sua vida. É o zelo, o cuidado, o esforço ingente, o labor assíduo, a meditação demorada, o conjunto de predicados amigo da perfeição – que ele punha em todos os seus trabalhos e na preparação de todas as suas lições.

Em nenhuma ocasião ele deixou de ter em mente as palavras do grande Rui, citadas no seu prefácio: "Sob a pressão da urgência ninguém produziu nunca, nem produzirá jamais coisa que resista à prova do saber, do gosto, do tempo". Dele ouvi certa vez que mesmo depois de veterano na cátedra e por mais calejado que fosse no assunto que ia versar, sempre procedia, de véspera, à revisão de sua matéria.

Como estudante, Aloysio de Castro viveu uma época de extraordinária vibração em nossa vida médica. Várias vezes eu o ouvi rememorar com uma saudade calorosa o período de renovação que ele presenciara em nossa Arte e a profunda revolução por que ela passara nos seus tempos de Faculdade. Logo no seu primeiro ano as discussões apaixonadas que então se travaram sobre supostos agentes da febre amarela – como o *Micróbio de Sanareli*, o *Bacilo icteróide*, o *Cryptococcus xanthogenicus*, o *Fungus febris flavae*. Cada um com seus partidários e detratores, provocando discussões ardentes, polêmicas ácidas e inimizades mortais que – de João Baptista de Lacerda, Philippe Caldas, Domingos Freire, Arthur Mendonça, Nuno de Andrade, Francisco Fajardo, Chapot Prévost e Adolpho Lutz, nas cátedras, nas revistas médicas, na Academia de Medicina e na imprensa leiga – desciam para os pátios da Faculdade e para as calçadas de Santa Luzia, onde os estudantes não ficavam só na pura controvérsia e na serenidade do debate, senão que iam à disputa, à contenda, à questão, descambavam para a invectiva e esquecendo-se de todo, passavam-se às vias de fato, na afirmação ou negação daqueles fantasmas de micróbios. A época conturbada que vira os desastres de Canudos, a crise entre monarquistas e republicanos e o linchamento de Gentil de Castro, parecia contaminar com suas paixões a própria tranqüilidade da ciência e era de bengala na mão, que se sustentavam ou combatiam um aforisma de patologia, uma concepção clínica ou uma doutrina terapêutica.

A partir do mesmo ano, isto é, de 1897, os trabalhos microbiológicos e epidemiológicos de Lutz, suas investigações sobre nossa geografia médica e nossos mosquitos hematófagos; as contribuições de Azevedo Sodré, Francisco Fajardo, Francisco de Castro e Almeida Magalhães sobre o béri-béri – acrescentavam novas conquistas às que vinham da escola tropicalista baiana e preparavam o advento de Oswaldo Cruz e Carlos Chagas.

Em 1900 é a irrupção da bubônica no Rio de Janeiro, em 1901, a morte de Francisco de Castro vitimado por ela, a Saúde Pública querendo impedir aglomerações no seu enterro e o belo gesto dos acadêmicos de medicina fazendo tábua rasa destas posturas sanitárias e heroicamente – porque nessa época ignorava-se o mecanismo do contágio daquela pestilência – indo, em massa, disputar a primazia de segurar as alças do caixão do Mestre, para levá-lo, apoteoticamente, ao cemitério de São João Batista. Redimiam-se os estudantes do motim em que, mal inspirados por outros professores, tinham coberto de apodos a figura majestática do seu Diretor.

Ainda neste ano Aloysio de Castro assistira à operação que pelo seu planejamento tático, pelo seu preparo estratégico, pelas técnicas inventadas para ela, pela aparelhagem imaginada para sua consecução, pelo trabalho orquestrado do chefe e assistentes que a realizaram, marca o início da cirurgia moderna no Brasil. A 30 de maio de 1900, Eduardo Chapot-Prévost, este extraordinário histologista, experimentador, fisiologista e cirurgião, réplica nacional do gênio científico de Bichat, de mistura com a capacidade de propaganda e o senso de espetáculo de um Barnum – procedia à separação, em dois indivíduos normais, do monstro teratópago xifópago Maria-Rosalina.

Em 1902 e 1903 presencia Aloysio de Castro, à verdadeira revolução contra a medicina oficial, tradicionalista e imperial que foi a substituição do Barão de Pedro Afonso, no Instituto Soroterápico e do Conselheiro Nuno de Andrade, na Diretoria de Saúde Pública, por um médico mal conhecido e muito discutido chamado Oswaldo Gonçalves Cruz que, em abril de 1903, inicia a campanha contra a febre amarela segundo a doutrina de sua transmissão pelo mosquito. Aquele ato administrativo do presidente Rodrigues Alves foi feito no ambiente de verdadeira crise passional do mundo médico brasileiro, em que se degladiavam encarniçadamente conta-gionistas e partidários da transmissão, tendo os últimos ido até à imolação pessoal na defesa de seu ponto de vista. É assim que Adolpho Lutz, Emílio Ribas, Pereira Barreto, Silva Rodrigues e Adriano de Barros submetem-se e submetem vários pacientes às picadas de mosquitos procedentes de zonas infestadas de São Simão, no Estado de São Paulo. Três têm o "vômito negro" e são assim, *in anima nobile*, confirmadas, entre nós, as experiências americanas em Havana.

Dizia Nabuco que todos os homens através da vida agem em função de um contingente emocional criado pelas impressões da sua infância e formação. Para bem compreender Aloysio de Castro é que fizemos esse retrospecto e é na captação de seu ambiente e sua época que podemos distinguir as impressões de que derivou essa figura de harmonia e coerência. Ele trazia de sua infância a graça de uma sociedade patriarcal de conselheiros, barões e mucamas, cheia de formalismo, urbanidade, hierarquia e compostura. É dessa sociedade, de que seu pai foi um dos expoentes e sua família um exemplo, que lhe teria advindo a cerimônia vigilante, a polidez invariável, o sentido de respeito pelo próximo que é o penhor da respeitabilidade pessoal e o admirável decoro que sempre o distinguiu: decoro no gesto, na roupa, no pensamento, na frase. De sua adolescência e convívio com o pai trouxe o gosto pelas belas-letras e belas-artes que nos deram o seu lado de musicista, de poeta, de poliglota, de esteta, de homem que pela multiplicidade de seus talentos, pela variedade de sua inteligência, pela universalidade de seus conhecimentos foi o mais fino, o mais representativo e o mais acabado dos humanistas dentre os médicos brasileiros. Poeta e musicista, Aloysio de Castro foi desses eleitos para quem as coisas e os homens aparecem multiplicados pelas transfigurações que lhes são emprestadas pelo ritmo, pela harmonia, pela consonância e pela medida. Não separando a arte da vida, nem a deixando no seu plano puramente contemplativo, ele a transportou para o cotidiano, dentro do conceito útil e vigoroso de sua transformação constante em experiência e modo de viver. Podia ser aplicada ao seu comportamento a frase do ensaio de Dudley e Faricy: " [...] the translation of those feelings and ideas, into words and deeds [...]".

E nem se diga a tolice de que nele, como em qualquer outro, a música e a poesia pudessem ter prejudicado o médico. Uma idéia de tal modo rombuda só pode buscar sua origem na impotência, na incapacidade, na insuficiência e na inépcia. Nele, como em todo médico artista, o sexto sentido da poesia só pode aguçar as possibilidades de adivinhação, de invenção, de conjectura e vislumbre indispensáveis a quem tem por objetivo a observação integral deste espetáculo fabuloso que é o homem doente. Não está perdendo tempo o médico que lê outros livros além de seus tratados, porque aprende-se tanta psiquiatria nas páginas de um Bleuler como nas de Shakespeare, a mesma psicologia profunda nos livros de um Freud como nos de Proust e, em todos os ficcionistas, a vasta experiência humana que arremata e completa o espírito. Figuras de doentes, de degenerados, de portadores de taras e defeitos adquiridos, de dermopatas, de anões, de obesos, de leprosos, de prossessos, podem ser observadas em terracotas da antiga Tebas, em carrancas da arquitetura gótica, em frisos renascentistas, em telas de Rafael, de Tiepolo, de Velasquez, de Breughel, de van Wassenaer, de Holbein e de Dürer – tão bem quanto em qualquer iconografia médica. Não há conhecimento, aparentemente o mais gratuito e o mais frívolo, que a inteligência de um médico superior não transforme em experiência médica compacta. Tudo lhe é útil. Tudo lhe serve. Aloysio de Castro só foi o médico original e arguto e inventivo que era porque foi também um grande artista. Nele, até a música servia à medicina. Falando de um sopro musical, logo o maestro é suscitado ao lado do médico e classifica o seu ritmo como de 72 do metrômono de Maelzel. Continuando, e para dar uma imagem comparativa daquele ruído, é ainda o *virtuose* que aparece ao lado do professor de clínica para esclarecer:

Ele produz o efeito de *glissé* num instrumento de corda, rangido por arco. A notação musical do sopro, em cada revolução cardíaca... pode expressar-se... na clave de fá, mi-2 até lá-1 (quinta inferior), muito fraca a última nota.

O orador em Aloysio de Castro era a decorrência do pensador, do artista e do cientista. Eloqüente sem ser empolado, correto sem ser precioso, sua expressão cingia com adequação e justeza a ordenação lógica do seu pensamento cartesiano. E escrevia bem. Porque estilo não é acrobacia, rebuscamento, contorsionismo, nem bugiganga — mas a contingência inelutável do pensamento certo, porque quem pensa bem, escreve bem. É por isto que "o estilo é o homem". Medida, sabedoria e beleza — resultam nos estilos como o seu, ágeis como o vento e elegantes como a geometria das formas elementares da natureza. Confusão, ignorância, má formulação de idéias — naqueles que são a sua antonímia e que disputam às paçocas, a falta de sentido e a dispersão farinhenta. Como o músico e o poeta, o estilista e o prosador não prejudicaram ao médico Aloysio de Castro. Mesmo porque, "não fazem mal as Musas aos doutores..."

Ainda da influência de seu pai, da de Miguel Couto, daquela do ambiente médico em que se formou, resultou em Aloysio de Castro o profissional cheio de amor e crença nas possibilidades de seu mister, nele pondo o entusiasmo característico de sua época e temperando-o com a experiência humana precocemente adestrada no espetáculo das lutas e campanhas movidas contra Francisco de

Castro. Ao jovem admiravelmente preparado, viria trazer o polimento que completaria sua personalidade de médico e de artista, o prêmio de viagem à Europa que conquistou ao termo de seus estudos superiores.

Aloysio de Castro, moço e belo, culto e inteligente, sensível e vibrante, chega à Europa em pleno apogeu da *belle époque*. A Paris que ele vai conhecer é ainda a capital do mundo, a cidade estudiosa da Sorbonne, do Instituto de França, das livrarias, dos museus e principalmente da Salpêtrière onde pontificava Pierre-Marie, imediatamente adotado como mestre. Além da Salpêtrière ele freqüentaria a Charité, Necker, Lariboisière, Beaujon, Saint-Louis, o Hôtel-Dieu e o Val-de-Grace. Nos velhos hospitais onde nasceu a medicina moderna ele teria sentido o vigor da tradição que mostra que nós médicos não somos cada um o caso isolado de inteligência, mas o elo de uma corrente de pensamento que tem a mesma força dos laços de sangue e que prende, liga e vincula, todo aquele que ama sua Arte, às gerações que século por século tem dado assédio e conquistado palmo a palmo os territórios da Desagregação, da Dor e da Morte. Além da cidade estudiosa ele vai conhecer a cidade efervescente das bengaladas na cartola de presidente Loubet, de Combes e das perseguições religiosas, das relações rompidas entre o Quaid'Orsay e o Vaticano, das arruaças provocadas pela iminência de um conflito anglo-russo; a cidade de pensamento, de música e de política, no momento exato em que Romain Rolland inicia a publicação de *Jean Christophe*, em que Ravel compõe a *Schéhérazade* e em que aparece o primeiro número de *L'Humanité*. A cidade literária do salão de Madame Arman de Caillavet; a cidade artificial e proustiana do grande mundo das cabeças coroadas e das altezas reais e a cidade alegre de viver de Liane de Pougy e de Emilienne d'Alençon, de Cléo de Mérode e de Carolina Otero – *demi-monde* galante e nivelador, que fazia baterem os cotovelos no *omnibus* do Maxim's, boiardos russos e aventureiros internacionais, rufiões elegantes e o príncipe de Gales, escroques de alto bordo e o Rei da Bélgica. A cidade esportiva das corridas de bicicleta, do prado de Longchamps e dos primeiros aeroplanos. A moderna Babilônia que encarnava o zênite de uma civilização, mas dentro de cujo apuro as violências dos atentados anarquistas, das divisões nacionais e dos conflitos internacionais, escreviam o *Mane, thecel, phares* anunciador do desmoronamento brutal e próximo trazido pela Grande Guerra.

Quem viveu uma época destas, não pode escapar da sua sugestão, da sua influência, do seu fascínio. E tem de ser fiel a ela. Pode evoluir e adquirir conhecimentos renovados, pode se manter em dia com a ciência como é o caso de Aloysio de Castro, que foi sempre e até ao fim um médico *à la page*. Mas tem de ser coerente consigo mesmo e, toda sua experiência armazenada só pode ser interpretada através das categorias mentais que lhe nasceram das primeiras impressões colhidas da ética e da estética, da educação e do conhecimento.

Dizem que Aloysio de Castro vivia fora de sua época. Naturalmente! É porque as verdadeiramente suas foram todas aquelas que honraram o gênero humano pela polidez, pela cultura, pela amplidão da sabedoria e pela altura do pensamento. Esse ateniense anaxagórico do século de Péricles, esse claro latino contemporâneo de Horácio, esse florentino penetrante coevo dos poetas e filósofos da Renascença, esse lúcido parisiense coetâneo da *belle époque*, não poderia mesmo pertencer ao nosso século, por tudo que ele contém de baixamente cruel, de terrivelmente anti-humano e pela sua negativa do que Aloysio de Castro aprendeu a venerar na infância, a admirar na mocidade e a ser na vida inteira. Vida que foi uma permanente lição dada pelo contraste. Onde ele estava, falava e agia, imediatamente se verificava que os que não eram como ele, deveriam ter sido como ele foi.

De volta ao Brasil começa sua admirável carreira de artista e de homem de letras, de internista e de professor. Não falarei aqui do esteta, porque para tanto me faltam as forças e minha palavra apareceria pobre, opaca e sem elevação, depois do que escreveram e disseram na ocasião de sua morte, homens da qualidade de Manuel Bandeira, Barbosa Lima Sobrinho, Austregésilo de Athayde, Alceu Amoroso Lima, Peregrino Júnior, Nilo Bruzzi e Mauritonio Meira. Só farei aqui o elogio do clínico ilustre e do mestre insigne.

Como médico ele foi tudo o que quis ser e tudo o que fora seu glorioso pai. Em 1904, com 23 anos, é assistente de Miguel Couto na Cadeira de Clínica Propedêutica e logo depois professor substituto, em 1909. Catedrático de Patologia Médica em 1910 e catedrático de Clínica Médica em 1915; seu lugar na crônica e na história de nossa internística está assegurado entre tantos outros títulos, pelo que faz dele, junto de Austregésilo, um dos criadores da Escola Neurológica Brasileira, filha autêntica da Escola de Pierre-Marie – que ele ajudou a transplantar de Paris e da Salpêtrière, para a Quarta Enfermaria da Santa Casa da Misericórdia e para o Serviço de Clínica Médica da Policlínica Geral do Rio de Janeiro. Gerações e gerações se formaram nessas ágoras, guiadas pela sua douta experiência e influídas por sua palavra calorosa.

Diretor da Faculdade de Medicina de 1915 a 1924, o período de sua administração foi um privilégio para nossa cultura e uma honra para o velho instituto carioca. Foi um decênio de elevação, de compostura, de pundonor, de circunspecção e de trabalho, cujas realizações podem ser resumidas, no campo intelectual, pela publicação dos *Anais* e pelas famosas *Lições de Sabedoria*; no plano material, pela criação do Instituto de Radiologia (o que outorga a Aloysio de Castro a prioridade de uma nova terapêutica no Brasil) e pela instalação definitiva de uma Faculdade secularmente errante e sem pouso, no seu prédio da Praia Vermelha.

Em 21 de julho de 1904, sendo Presidente desta Egrégia Academia Nacional de Medicina Joaquim Pinto Portella, nela toma posse, como membro titular, Aloysio de Castro, com a idade de 23 anos. Perante o auditório que enchia *à la faire craquer* a sala da nossa sede provisória, nos próprios do Ginásio Nacional, à rua de São Joaquim, o novo acadêmico pronunciou um discurso que marcou época pela forma escorreita e sobretudo pela bravura do seu conteúdo. Fora Francisco de Castro, no seu tempo, apesar de sua superioridade moral e intelectual ou talvez devido a isso mesmo, um dos médicos mais vilipendiados, atacados, combatidos e injustiçados pelos colegas. Como Diretor da Faculdade de Medicina e Diretor do Instituto Sanitário Federal, como professor e como internista. Morreu em plena luta – áspera luta e encarniçada – que veio dos seus primeiros tempos de formado, na defesa da posição que lhe competia. Aloysio de Castro, sucessor, substituto, reincarnação e revivescência do pai, não podia perder a oportunidade oferecida por esta magna tribuna sem dela atirar sua luva aos que não o tinham poupado, aos que lhe haviam amargado a existência luminosa. E fê-lo com um arrojo que só pode ceder à altitude e à severidade do verbo candente com que causticou, no médico indigno, o sentimento de interesse, paixão, egoísmo e rancor que ele próprio designou como o "gérmen maldito, que escurece a razão, deprava as consciências, macula e corrompe a pureza das iniciativas desinteressadas e das aspirações benfazejas".

Tipo genuíno do Acadêmico, dele e de seu esmero, sua reserva, correção, austeridade, prudência, cordura e profunda índole confraternal – este Senado de Medicina Brasileira só fruiu exemplos de engrandecimento nos 45 anos em que ele nos honrou com sua presença e nos acrescentou com seus ensinamentos.

Louis Peisse, médico e humanista do século passado e grande estudioso dos costumes médicos, descrevendo o que deve ser um presidente de Academia, dizia que este, além da necessidade de ter "uma instrução geral em todos os ramos [...] das ciências que fazem a matéria dos trabalhos acadêmicos" devia ser firme, sem dureza; grave, sem carrancismo; polido, sem obsequiosidade; imparcial, sem inflexibilidade; e exato, sem pegajosidade. Eu não posso encontrar retrato mais fiel do determinado, do ponderoso, do urbano, do eqüidistante, do preciso Aloysio de Castro – como presidente desta Casa. Esta, quando o elegeu, elevou-se a sua altura, porque, ainda e segundo o mesmo Louis Peisse, é a pessoa do presidente que mostra a qualidade das academias: "tal presidente, tal Academia".

Além do professor, do diretor, do acadêmico e do presidente – Aloysio de Castro foi um admirável Chefe de Serviço. *Grand patron* na acepção lata do termo, no gênero dos Bretonneau, dos Trousseau, dos Dieulafoy – cuja linhagem ele prolongou na Quarta Enfermaria da Santa Casa de Misericórdia – o serviço que pertenceu a Torres Homem; e na Clínica Médica da Policlínica Geral do Rio de Janeiro – o serviço que conta com a prerrogativa única, na história dos nossos serviços, de ter tido, em épocas diversas, como seus assistentes, os três nomes de cume da Medicina Brasileira: Miguel Couto, Oswaldo Cruz e Carlos Chagas.

Tive a honra invejável, ao mesmo tempo que a responsabilidade pouco invejável, de ter sido o sucessor de Aloysio de Castro no segundo. Estão hoje sob minha guarda os arquivos que documentam a passagem destes expoentes no centro médico a que, dando o melhor de mim mesmo, nada poderia dar que se assemelhe às glórias que já teve. Dali saiu o material maior que serviu para a confecção do excepcional *Tratado de Semiótica Nervosa*. Este livro, cuja primeira edição data de 1914, marcou verdadeira revolução entre os nossos compêndios didáticos. Com ele se inaugura a iconagrafia médica nacional e pela primeira vez e em suas páginas usa-se sistematicamente a fotografia como peça de ensino. Numerosas dessas ilustrações são tiradas de filmes cinematográficos, feitos sob a orientação do professor ilustre. Todo o ensino objetivo que se faz hoje, por intermédio da projeção, foi introduzido por Aloysio de Castro, na Policlínica Geral do Rio de Janeiro, a que ele deu, de 1907 a 1946 os quarenta anos mais produtivos de sua nobre existência de médico.

Não caberia aqui a enumeração de todos os títulos universitários nacionais e estrangeiros, das condecorações e das honras acadêmicas recebidas pelo grande mestre. Nem tampouco a de cada um dos seus numerosos escritos. Fracamente e com pobres meios, apenas esbocei a figura do humanista, do médico e do professor – que foi um exemplo incomparável do que vale a seqüência de uma tradição e de como a vida dos indivíduos se projeta no tempo, não apenas pela forma do físico transitório, mas através do vôo do pensamento imperecível. O filho de Francisco de Castro foi o prolongamento material e a seqüência espiritual dessa figura olímpica. Todo o seu alento foi posto na continuação da vida paterna interrompida e de sua obra cortada pela morte. E nesse trabalho de compreensão e de amor que o elevou à altura do pai, não sabemos o que mais admirar: se a pertinácia e a inteligência postas em procurar essa atitude ou se a tocante cautela, a filial subordinação com que ela foi mantida. Cônscio de que não devia excedê-lo e na consciência de que seria impossível superar o modelo do que foi chamado no seu tempo o "Divino Mestre" – Aloysio de Castro quis tão-somente tornar-se seu igual e com isto é que integrou-se na mesma Glória!

Título	*A Medicina de* Os Lusíadas
Autor	Pedro Nava
Capa	Carla Fernanda Fontana
Projeto Gráfico	Carla Fernanda Fontana
Editoração Eletrônica	Aline E. Sato
	Amanda E. de Almeida
	Carla Fernanda Fontana
Revisão	Carla Fernanda Fontana
Formato	12 x 18 cm
Tipologia	Garamond
Papel de Capa	Cartão Supremo 250g
Papel de Miolo	Pólen Soft 80g
Número de Páginas	101
Fotolito	FHS – Studio e
	Pré-impressão
Impressão	Lis Gráfica

Este livro foi impresso na
LIS GRÁFICA E EDITORA LTDA.
Rua Felício Antonio Alves, 370 – Jd. Triunfo – Bonsucesso
CEP 07175-450 – Guarulhos – SP – Fone: (011) 6436-1000
Fax.: (011) 6436-1538 – E-Mail: lisgraf@uninet.com.br